安生朝子の
PMTCとメインテナンス

Introduction to PMTC and maintenance care by Asako Anjo

安生朝子
Asako Anjo

生活の医療社

安生朝子の
PMTCとメインテナンス

Introduction to PMTC and maintenance care
by Asako Anjo

安生朝子のPMTCとメインテナンス

Prologue
患者さんと私 … 安生朝子さんに聞く ——————————— p.6

1. **PTC** ————————————————————— p.15
　　臨床におけるPTCの位置づけ
　　PTCはフルマウスの検査

2. **メインテナンス 1回のアポイントですること** ———— p.21
　　PTCを始める前に（PTCに先立つ医療面接）
　　全身的健康状態の診査
　　検査・施術に応じたことばがけ
　　ポジショニング

3. **検査** ————————————————————— p.31
　　一般的歯科検査
　　プラーク、歯石沈着の検査
　　歯周組織検査
　　咬合の検査

Introduction to PMTC and Maintenance Care
by Asako Anjo

4. **PTCの手技** ──────────────── p.37
 メインテナンスにおけるPTC
 清掃器具などの使い分け

5. **手指を口腔内に入れないテクニック** ──────── p.45
 手指を口腔内に入れないテクニックのメリット
 ——超音波スケーリング
 ——PTC
 大切にしたい三つの"S"（Slow, Speed, Soft）

6. **ことばがけの臨床　診療が終わってかけることば** ──── p.55
 「今日も来て良かった」と思っていただくために
 DHとDrの相互理解はメインテナンスはじめの一歩

おわりに

患者さんと私……安生朝子さんに聞く

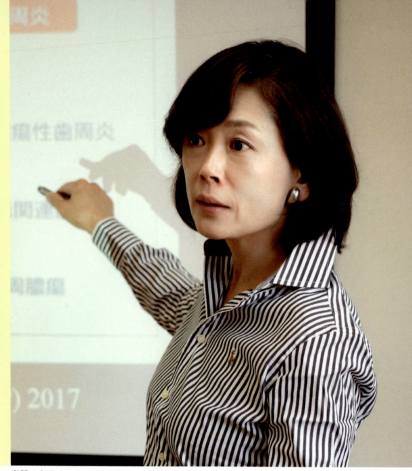

自院のセミナールームにて

　患者さんについてのお話をお聞きすると、歯科衛生士という仕事のほんとうの面白さ、大切さがわかる。この本のテーマはPMTCですので、PMTCを語るに適した患者さんのお話をお聞きすることにした。

■ 患者さんってこんなに磨けるものなんだ、ということを教えていただいた

　── おひとり、頭に浮かべて話していただけますか。

安生 おひとり？ たくさんいらっしゃいますね。1年治療にかかって、それから20年メインテナンス。そういった方が多いですね。そうですね‥‥‥出会いは今から32年前。その頃から、メインテナンス（当時はリコールと呼んでいましたが）を大事にした歯科医師のところを選んで勤務していました。

当時、7名の歯科衛生士さんが勤めていました。一番多いときで歯科医師が6名、歯科技工士4名、アシスタント4名、受付4名という規模でした。

歯科衛生士になって4年目。前任の歯科衛生士の退職に伴って、その患者さんの担当になりました。口腔内はすべての治療が終了していました。担当したときから、セルフケアのとってもしっかりできる患者さんでした。TBIに悩んだ経験は一度もなく、TBIの上手な歯科衛生士にブラッシング指導を受けると、患者さんってこんなに磨けるものなんだ、ということを実地に学ばせてもらいました。3年間、何もなく終わろうとしていたとき、その医院が閉院することになって、私も退職しましたからメインテナンスを続けられなくなったのです。

■ PMTCの落とし穴

―― 32年前というと、日本にPMTCが伝えられた、ちょうどその頃ですね。

安生 TBIとスケーリングだけの時代、PMTCを知ったときは、ある意味で衝撃でした。回転や往復運動するエバプロフィンハンドピースや初めて見る様々なエバチップに興味を惹かれました。単純に格好いいなと感じましたし、器械を見て私もどきどきしました。当時は、まだ担当する患者も少なく、アシスタント業務が多かったわけですから。

運良く、ブリギッタ・ニーストレン（Brigitta Nyströn）の実習コース（宇都宮市内）に出てみると、とても興味深いものでした

が、同時に、そのスウェーデン・カールスタッドで生まれ育ったPMTCをそのまま日本に持ち込むことはできないだろうな、ということを直観的に感じました。

　示された症例写真を見ると、歯間隣接面にたくさんのアマルガム充塡があって、その充塡物のギャップを研磨するんですね。お国柄、補綴の考え方、意味のあるところ、ないところを取捨選択する必要があると思いました。それが歯科衛生士として最初の気付きでしたね。

—— 優れた方法を学びながらも、「このままを取り入れるわけにはいかないな」と直観したところから、自分の頭で考える臨床歯科衛生士になることができた。なかなか示唆に富んだお話ですね。

■ 電話番号案内で勤務先を探してきてくださった

—— すみません、話をそらしてしまいましたが、30年前の北欧型を目指した歯科診療所に勤務していた頃に戻りましょう。

安生　新卒の私にハロルド・ロー（Harald Löe）の論文[1]を読みなさいというような先生でした。経営上の問題や雇用関係がギクシャクし、次々にスタッフが退職していきました。最後の1年間は、私はひとりぼっち。ただ信頼する先生としっかり働きたいと思っていました。

　平成元年、あらたに職場を探すことになったのですが、なかなか採用してくれる先生はいなかったですね（笑）。私は、強い発言をしてしまいましたし。それに一流の歯科医院に勤務していたことは間違いないので、そこで教育を受けた目で、次の院長の仕

---

1. Löe H, Else Theilade and S. Börglum Jensen. Experimental Gingivitis in Man. J Periodontol, 36 (3) : 177-187, 1965.

患者さんと私

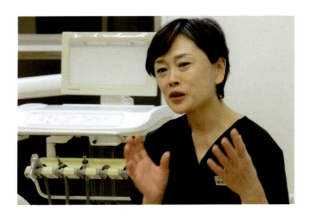

事を見るわけですからね。敬遠されますよ。地元（宇都宮）での職探しは諦めようかと思いましたが、8軒目で、ようやく藤橋弘院長（夫）が、僕のところで良かったら、って。どこへ行っても相手にされなかったときに、藤橋院長だけが向き合ってくれました。

―― 藤橋歯科医院で働き始めたころ、思いがけないことが起きたわけですね。

安生 父が自動車修理工場を営んでいると患者さんにお話したことがあったんですね。それでその患者さんが番号案内で、実家を探して電話を掛けて来てくださったんです。携帯電話のない時代ですもの、毎日のように、父が「電話、オマエ、また電話、オマエ」って、何人もです。こちらは、藤橋歯科医院でどれくらい働けるか分からないので、メインテナンスの患者さんに連絡なんかできないですよ。ところが患者さん同士の口コミで、「藤橋歯科にいるらしいよ」。ひとりの人が来ると、次々に前の医院で診ていた患者さんが来てくださった。正直、再会は嬉しくて泣きました。

―― 藤橋歯科に勤務し始めて3年目、分割してブリッジのアバットメントになっていた下顎第1大臼歯の近心根が破折する。

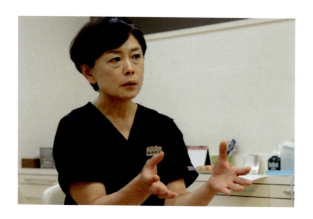

パーフォレーションがあって、いつ問題を起こしてもおかしくない状態だった。

安生 その歯は、この方と出会ったときすでに無髄歯でした。その歯と歯根にもストレスが加算されてかみしめているときにいつか破折するかもしれない、そう言っていました。ただ、メインテナンスを受けてもらっているのに破折は辛いです。いまは「無髄歯歴」、これは私の言葉ですが、そのお話するようにしています。無髄歯になったばかりの歯と無髄歯になって20年の歯ではそのリスクがまったく違うわけです。ワインにヴィンテージがあるように無髄歯にもヴィンテージがある、なんてお話しています(笑)。

── 安生さんの引き出しを開けると、噺家のネタのように練り込まれた言葉がポンポンとはじけ出すようで……。

■ 親しくても患者さんと歯科衛生士という一線は越えない

安生 その方は、「冷蔵庫のドアよりも開けたり閉めたりするのが口だから、関節が痛くなってもしょうがないわよね」。そういう言い方をされる方。

―― とくに波長の合う患者だった。抜歯の後も、話題は明るい。

安生　「あなたは、どう思うの？」その患者さんは自分の方から尋ねてこられます。「院長のスキルを考えれば、インプラントがベスト」と答えると、「じゃあそれでいきましょう」。そういう方です。ITIのシリンダー型のフィクスチャーって、穴が開いていたでしょ。エックス線写真を見せると「見て見て、私の口に入って喜んで笑っている」、そういう方なんです。

―― 32年間の付き合いになると、友達以上のものでしょうか。

安生　はい、会話は弾みますしね。ただ、馴れ馴れしい関係ではなく、患者さんと歯科衛生士という一線は越えないようにしています。この患者さんに限らず、どんなに長いお付き合いでも患者さんとの距離感は保つように心がけています。もちろん、メインテナンスの合間に仕事や私生活について、短い会話を交わします。これもメインテナンスでは重要なことですから。

―― どれだけ患者さんと深い関係になっても、ウェットな関係にはしないんですね。20年、30年という年月を付き合うためには、患者と歯科衛生士の関係を守って、友達関係にはならない。

安生　その方は、いつも医科と歯科をつなげて考えてくれるんです。「すべてのことは歯から始まるんだから、胃を労るんならよく噛まなきゃね、消化吸収を言うなら薬じゃなく唾液とよく混ぜなきゃ」そう、いつも考えていて言葉にしてくれる。自分と家族の健康を考えて、食事をちゃんとつくる、ボランティア活動をする、地域活動をする。共有できるワードが多いんです。食事をつくる、家族のケアをするという点では先輩ですから、教えられることが多い。それも、おしつけじゃなく、こうやってみたらうまくいったというアイデアをくれるんです。お孫さんが人参を食べ

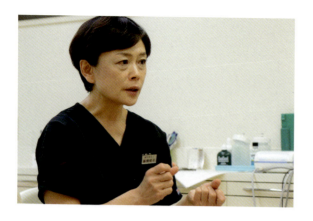

ないと言ってお嫁さんが困っていたら、それをどうこう言うのではなく「ペーストにしてクリームチーズにしてパンにはさんだら好きになるわよ」。学ぶことの方が多いですね。家事のこと、親の介護、すべての先輩です。家族の病気のことでも、落ち込んだ話としてではなく、「胃がんの手術のあとでしょ、1度に食べられる量が少ないので、お弁当はちっちゃなおにぎりにしてるの、そうすると時間を3回くらいに分けて食べるのよ」。そんな主婦の知恵をお話してくださるんです。

■ PMTCは、時間をかけて診ることのできるフルマウスの検査

　PMTCにう蝕や歯肉炎を予防する効果はないというシステマティックレビューが発表されている[2]。もしPMTCを、コードレスのハンドピースにラバーカップをつけて歯を磨くことだと考えるのであれば、PMTCには爽快感を与える程度の意味しかない。PMTCとは、文字通り機械を使った歯面の清掃に過ぎないのだろうか。

---

2. Azarpazhooh A, Main PA: Efficacy of dental prophylaxis (rubber cup) for the prevention of caries and gingivitis: a systematic review of literature, Br Dent J. 10(207), 328-329. 2009.

―― PMTCを何よりも大事にする安生さんは、ご自身のプロフェッショナルケアに、どのようにPMTCを位置づけているのでしょうか。

安生　「PMTC臨床」というのは常に全顎を診ることなんですよ、PMTCのときに向かい合うのは1歯とか1根管ではなく、全顎。PMTCって、言い換えるとフルマウスの検査なんです。フルマウスを30分かけて診るわけです。ですからデンタル（エックス線写真）を参照しないPMTCは考えられません。口渇を感じるPMTCもあります。そんな時は、健康状態にも気をつけます。服薬の履歴や既往歴が頭にないPMTCはやってはいけません。前回と今回、去年と今年を較べて診る。

―― 患者さんを労りながら検査するのが、メインテナンスであり、その有効な手段がPMTCなのですね。

安生　メインテナンスというのは、患者さん本位で継続されるものでしょ。3ヵ月のうちに風邪ひくかも、おばあちゃんが骨折するかも、そのときはどうぞ遠慮なくキャンセルしてください。今、目の前の大切なことを優先してくださいって言います。とはいえ、キャンセルは滅多にないですけどね（笑）。
　大きな病気、親の介護に追われているときは、疲れた気持ちとからだを休めるためだったり、頭痛の薬を飲んでいるときは、口の中がおかしくないか診て欲しい、眠れなくて入眠促進剤飲んだら口の様子が変わって、これはキャンセルしちゃまずいと思って無理してきた。その方もそうですが、忙しければ忙しいほど、むしろからだを気遣って受診される。

―― 検査といっても、労りながらの検査だから、アドバイスもぐっと患者さんの生活に近いものになる。

安生 ですから、たとえば大きなメタルコアが入っている歯は、ファセットを診て、患者さんに注意を促しますが、硬いモノに注意してなんて抽象的な言い方じゃなく「良く噛まなきゃ呑み込めないお肉は途中で捨ててくださいね」とか「歯ごたえのあるイカやタコをずっと噛んでるのはやめてくださいね」、相手によっては「映画を観ながら、ビーフジャーキー食べて、ウイスキーを1時間も2時間も飲むのはやめてくださいね」そう、具体的になります。

　当たり前のことですが、何も考えずに機械的歯面清掃していると、PMTCが終わったところで、患者さんに「あのー、このブリッジ外れてるんです」と言われて驚く、というような大きな過ちを犯すことさえあります。私自身も、似たような経験があります。歯面を清掃することに熱心で、口腔内を診ていないんですね。ほんとうは、その逆でなきゃいけない。ハンドピースを持つ持ち方も、歯肉の硬さや軟らかさを感じとれるようなライトグリップが好ましい。患者さんのブラッシング圧を注意するなら、われわれだってプロフィーカップの圧にもっと注意しなければなりません。

　PMTCで赤染めをするときに、義歯装着患者さんであれば、ただ磨き残しを診るだけでなく、片側噛みになっているんじゃないか、義歯の不調和かもって、疑うわけです。PMTCするときには、粘膜の状態をじっくり診る時間があります。フィステルの消えた痕なんかを絶対に見逃してはいけない。そして、それを歯科医師に伝えなければなりません。

Chapter 1

PTC

1 PTC

1-1　臨床におけるPTC*の位置づけ

Q：PMTCの目的は？
Dr. Anonymous：PMTCの目的は、患者さんのセルフケアでは除去できないバイオフィルムの破壊と除去です。う蝕と歯周病を確実に予防します。

───

Q：ブラッシングでは、予防できないのですか？
Dr. Anonymous：アクセルソン（Axelsson）らの一連の研究で、PMTCの高い予防効果が立証されています。

　よく耳にする問答ですが、Dr.Anonymousの答えは、いくつかの考えるべき点があります。
　結論から言えば、PMTCの効果の一つとして、患者自身のセルフコントロールのモチベーションの維持にあります。う蝕の予防については、PMTCやブラッシングだけでは、十分な効果があることは確認されていません。
　PMTCでエナメル質表面のプラークを完全に除去することはできません。たとえ研磨剤を用いて機械的にエナメル質表面を徹底的に研磨したとしても、プラークの再形成を1～2日遅らせる

---

*編注：PMTCとPTC。いずれもプラークコントロールを目的とした、専門家による歯面清掃ですが、日本では前者がコントラを用いた施術で、後者が歯ブラシを用いた施術と考えられることが多いようです。ただ、Per Axelsson氏が1970年代に考案した「機械的歯面清掃」と訳されるProfessional Mechanical Tooth Cleaning（PMTC）は語義からすると、（その当時は一定の期待があった）化学的清掃の対義語とも考えられ、であるならば、PMTCもPTCの一種であると考えられそうです。また、PMTCという用語もスウェーデンや日本などの数カ国を除くと、歯科医療専門職の間でも人口に膾炙しているとは言えません。本書では、PMTCを含む専門家による歯面清掃をPTCと表記します。

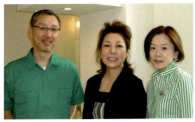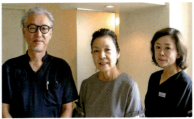

fig.1-1　左から藤橋院長、患者さん、筆者。左が2004年、右が2019年撮影。患者さんとともに歳を重ねられるのは歯科衛生士業の醍醐味です。

ことができるに過ぎません。

　歯周病については、一定の効果を示した研究がありますが、やはりPMTCよりも日々の患者さん自身によるブラッシングが重要です[1]。有名なアクセルソンの一連の研究も、フッ化物の応用や患者自身のブラッシングの効果を否定しているどころか、セルフプラークコントロールのうえにPMTCを加えたプラークコントロールプログラムによる長期間の成果を確認したものです[2]。

　スウェーデンの研究背景に詳しい関野愉らは、「メインテナンスでもっとも重要なのはPMTCである」というのは迷信であり、「メインテナンスでは、患者のモチベーションを維持することがもっとも重要である」と結論づけています[3]。

　PTCは、長期的な視点からみれば、メインテナンスの度に患者に快適な状態を経験してもらい、口腔衛生状態を良好に保つモチベーションを維持する目的で行うものです。

　まず、私がメインテナンスを担当した患者さんのなかでも、とくに長い経過をもつ女性について、ご紹介します。fig.1-1は中央の患者さんを挟んで、歯科医師の藤橋弘と歯科衛生士の私の約

---

1. Lang N, et al.: Toothbrushing frequency as it relates to plaque development and gingival health, J Periodontol.;44(7):396-405. 1973 Jul.

2. Axelsson P, et al.:The long-term effect of a plaque control program on tooth mortality, caries and periodontal disease in adults. Results after 30 years of maintenance, J Clin Periodontol.;31(9):749-57 2004 Sep.

3. 関野愉, 小牧令二: 歯周病学の迷信と真実. pp.106-107, クインテッセンス出版, 東京, 2012.

15年前の写真です。この方は、メインテナンスを始めて33年間の長い経過がありますが、平坦な年月もあれば、谷もありました。お互い心身、家族、地域の方々とともに健康であることが、これまでもこれからも共通の目標です。

1-2　PTCはフルマウスの検査

　病気の部位の治療を無視したPTCは、有害無益です。そのため、PTCに際しては、漫然と清掃するのではなく、歯と歯周組織を詳細に検査するという意識をもって行っています。PTCでは、時間をかけて視診と触診ができることが嬉しいですね。そこで、異常を見つけたら、すぐに歯科医師に伝えます。その際、「問題があります」と伝えるだけでなく、患者さんの希望を汲み取り、治療に関するコミュニケーションを円滑に行うのも、歯科衛生士の重要な役割です (fig.1-2)。

　この患者さんの場合にも、長い年月にわたって順調なメインテナンスを続けていたのですが、2018年1月（メインテナンスを継続して31年目）、6̄と7̄の間に歯間歯ブラシを通した際に粗糙感がありました (fig.1-3a)。

　エックス線写真では顕著な所見は認められませんでしたが、歯科医師が精査したところ、6̄の遠心に歯根破折が疑われました。結局、FMCを除去し、現況を改めて説明し、後日、遠心根の分割抜歯となりました (fig.1-3b,c)。

　長期のメインテナンスにおいて、比較的多いトラブルが、長期無髄歯のセメント質剥離と歯根破折です。「長い間メインテナンスに通ってきたのに……」とネガティブに捉えられないように、治療終了のタイミングにメインテナンスのモチベーションにつながるかたちで、簡略に伝えるといいでしょう。くれぐれも不安を煽るような伝え方は避けましょう。

　また、歯肉の変化（発赤や腫れ）、プロービング時の出血や抵抗力に変化がみえたり、ファセットやポーセレンチップ、骨隆起

● PTC

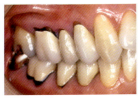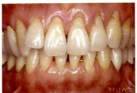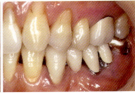

fig.1-2 2001年7月(メインテナンスを継続して14年目)。6̄補綴物マージンの不適合に起因する根面う蝕のためクラウン除去のうえ、再治療となりました。
その後2012年に7̄を歯根破折により抜歯。

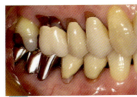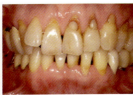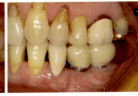

fig.1-3a 2018年1月(メインテナンスを継続して31年目)。メインテナンス時に6̄と7̄の間に歯間歯ブラシを通した際に粗糙感を得て、さらに精密に検査し、6̄の遠心に歯根破折を疑う所見を認めた。

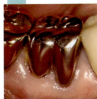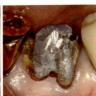

fig.1-3b 6̄の遠心根を分割抜歯した。長期メインテナンスでは、加齢に伴う失活歯の破折に悩まされることが少なくない。

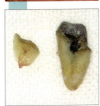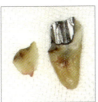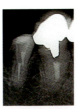

fig.1-3c 抜歯した遠心根と剝離片。エックス線写真は、6̄の遠心根抜歯後の6̄の近心根と5̄。

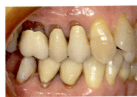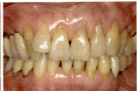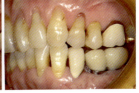

fig.1-4 2019年7月。6̄の遠心根を抜根後、近心根のメタルコアを除去しファイバーポストレジンコアに置換治療し、現在に至る。

などでクレンチングやブラキシズムの兆候がみえたりした際にも、破折やセメント質剝離のリスクとなる旨を伝えたほうがいいでしょう。

Chapter 2

メインテナンス
1回のアポイントですること

2 メインテナンス 1回のアポイントですること

　メインテナンスのアポイントは、理想的には45〜60分は欲しいことがあります。しかし、2〜3ヵ月に1度程度の頻度の高いメインテナンスでは、30分で手際よくリスク部位を検査し、デブライドメントすることにしています。よって、1回の診療時間は、アポイントの頻度やリスクの重症度、また歯科衛生士の力量によって柔軟に考えるのがよいでしょう。

　その30分の中で、
　① あいさつと医療面接
　② 口腔粘膜の視診
　③ 歯周組織検査
　④ プラークコントロール検査とTBI
　⑤ PTC
　⑥ フッ化物塗布
　⑦ 結果説明と次回アポイントの設定

……とたくさんのことをするわけですが、プラークコントロールの良い方が多くなれば、④プラークコントロール検査は染め出しをすることなく、最初の口腔内診査（②）と同時に済ませます。⑤PTCと⑥フッ化物塗布はリスク部位だけにします。その分、①の会話の時間が増えます。
　アポイントの間隔が1年くらい空いてしまった方や深い歯周ポケットの残存などリスク部位が多い方の場合は、時間を延ばして45分のアポイントにしたほうがいいでしょう。このようにアポイントの診療時間は、柔軟に考えるべきです。

2-1　PTCを始める前に（PTCに先立つ医療面接）

1）PTCの目的（安全に、そして、不快を避ける）

　メインテナンスにおけるPTCは、何をおいても、安全で快適なものでなければなりません。患者さんによっては、ドライマウス、知覚過敏、口内炎、口角炎などがあって、不注意なプロフェッショナルクリーニングによって、かえって不快感を与えてしまう可能性があります。

2）患者にとって快適・効果的なPTCのための道具と材料

　メインテナンスでは、患者の視野、患者がどう感じるかということに配慮します。準備から終了まで、安全で快適であることと、快適に感じる見かけを大切にします（fig.2-1）。
　患者さんをお迎えするときのデンタルチェアとその周囲は清潔かつ安全でしょうか？　もちろん、これらのことは医療機関とし

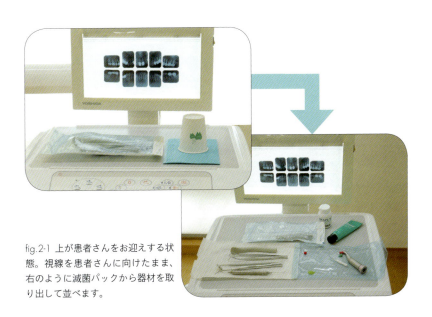

fig.2-1　上が患者さんをお迎えする状態。視線を患者さんに向けたまま、右のように滅菌パックから器材を取り出して並べます。

て大前提で、さらに、口腔のトラブルがなくてもメインテナンスに通いたくなる関係と環境を作るために、常に「デンタルおもてなし」の精神を大切にしています。

　これも基本的なことですが、マイチェアと待合室とが少し離れている私の医院では、患者さんを待合室まで迎えに行き（もちろん、マスクを取って！）、マイチェアへ案内します。

　他の医療機関受診の際、患者の立場になって感じることは生きた学習です、気になったことなどは書き留めておくといいでしょう。また、私は時々一流ホテルの接客術を学んでいます。

　これから使用する器材は患者と会話（医療面接）しながら丁寧かつ静かに準備します。エプロンのかけ方や滅菌パック開封の音、紙コップの置き方など、細かなことにも気を配りながら丁寧に進めていきます。視線は患者に向けながらの医療所作です。

　私は一連の医療行為が終了するまでの30分、できるだけ術者チェアから離れずに過ごすよう心がけています。やむをえず離席する際は「〇分、急用のため」など手短に伝え、着席の際には「もどりました」の声かけとともに、お礼を伝えます。

2-2　全身的健康状態の診査

1）大きな変化は問診票で把握する

　メインテナンスが続く中で、毎回あいさつと簡単な医療面接で全身状態を把握するように努めますが、長い間には生活環境や身体の変化が生じることがあります。そこで、3～4年に1度くらいの頻度で、初診時問診票（診療申込書）を見ていただき、変更があるところは記録していただきます（例：他の医療機関通院中であるか、服薬、アレルギーなど）。一般的には、高血圧症、糖尿病、骨粗しょう症などの歯科にかかわる病気に続いて、

　　◆現在、内科、外科などを受療中か、否か（現症）
　　◆過去に診断を受けた慢性の病気（既往歴）
　　◆それに伴って服用している薬

それとともに、身体の状態（とくに薬物アレルギーや過敏を疑わせる症状がないか、出血性素因がないか、を問診票で尋ねます。ここで、食品、金属、季節性（花粉など）のアレルギーについて尋ねておくことは、アナフィラキシーショックなどの事故を防ぐだけでなく、長いメインテナンス中の普段の体調を推し量るうえでも重要です。

2）オープンクエスチョンとポジティブなことばがけ

　持病のある方や、生活のご苦労がある方へのことばは、気遣いが必要ですが、そのような場合には万能のことば「いかがですか？」を使います。精神科医の香山リカ氏（『ことばのチカラ』集英社文庫2011参照）は、患者さんを気遣わなければならない難しい状況では「いかがですか？」という問いかけを使うことを推奨しています。「いかがですか？」は、患者さんが何を言ってもいい、オープンクエスチョンですから、患者さんは一番気になっていることを話すことができます。

　また、来院された方の体調がすぐれない様子のときには、どういう変化があったか尋ねたいのですが、失礼にならないように、「負」のイメージをもつ問いかけは避けます。極力、ポジティブなことばがけをするようにします。

■ ポジティブなことばがけの例

　顔色、痩せ方、肥満、歩行の様子など明らかにいつもと違う場合、どんなふうに尋ねるのでしょう？

　メインテナンス来院時に、「顔色が悪い」「痩せたように見える」「疲れた様子」などネガティブな様子がうかがえたときには、「最近、身体にいいこと始めました？」というように、診療の準備をしながらさりげなく遠回しに声をかけ、「よく眠れます？　お疲れですか？　何か、ご病気じゃないですか？」などと短刀直入に尋ねることはしません。

　患者さんに何か深刻そうな様子がうかがえる場合には、まったくそこに触れない配慮も必要で、また、そのことがフレンドリー

に話せる雰囲気をつくることもあります。

　万人向けの会話は、季節の気付きや旬の話題ですが、やはり「いかがですか？」とお声がけするのが、いいでしょう。

　患者さんが深刻な問題を話し始めたときには、静かに耳を傾けるようにします。家族内の問題、職場での人間関係、身体の不調、親の介護などについての苦労を話されることもあるでしょう。経験の浅い歯科衛生士にとって、こうした深刻な話の相手をすることは、容易なことではありません。早く診療に入りたいと考えてしまうものです。

　しかし、何か、ご苦労を抱えているときには、まず聞き手となって差し上げるだけでも、十分癒しになりえます。患者さんは、あなたを聞き手に選んで話し始めているのです。お話を聞くことこそがメインテナンスだと考えて、頷いて耳を傾けるようにします。あるいは、豊富な人生経験のある歯科衛生士であれば、少し自分の経験を話して、笑顔で「いつか楽しくすごせる日がきますよ」と勇気づけることもできるでしょう。

　患者さんが話し好きで、たわいもない話題に話が弾みそうになったときには、きっぱり笑顔で「さて、始めますか」と言ってお口を開けていただきます。

2-3　検査・施術に応じたことばがけ

　ケアに応じた声かけをすることで、処置の目的やその日の流れを患者さんと共有しやすくなります。右ページのチャート(fig2-2)はその一例ですが、参考にしてみてください。

　さらに、会話の中で得た情報から前回のことや現症について考え方の交換をします。問題が発症していることも想定します。疼痛？　脱離？　知覚過敏？　ドライマウス？　すべてに会話力が必要です。カルテ、歯周チャート、デンタルエックス線写真、口腔内写真、そして記憶に基づく説明能力が必要です。

● メインテナンス　1回のアポイントですること

1. 全身的健康状態の診査
   ↓「いかがですか？」「お変わりございませんか？」

2. 一般的歯科検査
   ↓「お口の中にお困りごとはなかったですか？」

3. プラーク、歯石沈着の検査
   ↓「念のため、プラークコントロールのチェックをさせていただきます」

4. PTC
   ↓「では、プロケアをスタートします」

5. 歯周組織の検査
   ↓「それぞれの歯の健康度合をチェックしましょう」

6. エックス線診査　（必要に応じて）
   ↓「肉眼で見えない点をエックス線写真で確認しましょう」

7. 咬合の検査
   「これから、担当医が咬み合わせのチェックをします」

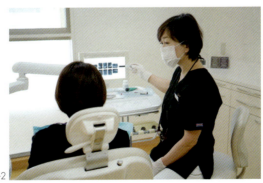

fig. 2-2

2-4　ポジショニング

　口腔内の検査と処置では、まずポジショニングに注意します。メインテナンスでは、患者さんの年齢などを考慮して、快適な姿勢を何よりも大切にしています。

　効率的な処置を重視しなければならない診療の場合には、患者さんの快適さを犠牲にしなければならないことさえもありますが、歯科診療では術者のからだに負担が少なく、無理のない疲れにくい姿勢を保つことも大切です。

　さらに、メインテナンスでは、患者さんが静かに楽に呼吸できることに配慮します（fig.2-3）。たとえば、体格のいい患者さんや高齢患者さんの場合には、水平位をあきらめることも必要です（fig.2-4）。

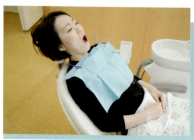 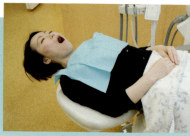

fig.2-3a 下顎歯列の検査、スケーリング、PTC術中の患者のチェアアングル。開口時に下顎歯列が床面に対してほぼ平行になるように設定します。

fig.2-3b 上顎歯列の検査、スケーリング、PTC術中の患者のチェアアングル。開口時に上顎歯列が床面に対してほぼ垂直になるように設定します。

● メインテナンス 1回のアポイントですること

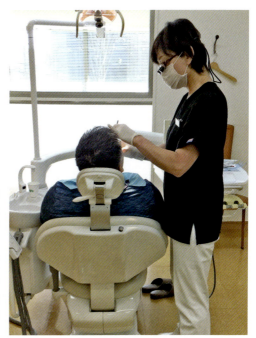

fig.2-4
高齢者や体格のいい方（太った方で、とくに睡眠時無呼吸症がある方）は水平位はあきらめて、私が立位で施術にあたります。デンタルチェアの水平位をベッドと考えると、リクライニングの角度を45〜80°くらいに保つことで開口が楽になりそうです。

Chapter 3

検査

3 検査

3-1　一般的歯科検査

　まず、口腔内全体を診たうえで、治療関連部位を検査します。検査は万遍なくしますが、疾患が部位特異的であることを常に意識して観察します。歯肉の形態、腫脹、ファセット、粘膜の状態、フィステル（瘻孔）、修復補綴物の状態などに異常を見つけた場合には、必ず業務記録に記載します。

　検査中に異常を見つけたときは、すぐに歯科医師（私の場合は院長）に伝えるべきことか否かを判断します。必要と判断したときには、院長にメモ書きして渡します（院長も多くの場合は診療中でしょう）。これは歯科衛生士の能力に依りますが、その連絡が常に的確で信頼関係ができていれば、診療中にメモを受け取った歯科医師は、必ずこの 30 分の間に見に来るでしょう。比較的緩徐な慢性の変化であれば、歯科医師を呼ぶ必要はありません。3mm の歯周ポケットが 5mm になったとしても、急性の変化がなければ、急ぐ必要はありません。不急不要なことを伝えたり、逆

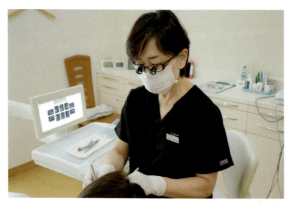

fig.3-1

に急いで伝えるべきことを伝えないことがあると、この信頼関係は築けません。

必要に応じて、補綴物の状態、歯内療法後の根尖部の軟組織の変化、骨隆起、フレミタスなどに注意します。プラークコントロール状態の変化は、しばしば生活環境の変化を反映しています。

個体差と継時的変化の中で「この方のこれは必ず診る」というポイントを忘れないようにしましょう。

3-2　プラーク、歯石沈着の検査

プラークの観察では、染め出しとチャートへの記録が推奨されますが、その際、プラークの付着している部位、面積、質、厚みを記録する必要があることがあります。プラークの質は、主に粘稠度に注意します。このように説明すると、ずいぶん面倒な作業に聞こえますが、「レ」（チェック）で塗りを略し、「＋、＋＋」で厚みを記録するなど、注意すべきところに注意を集中し、略すべきところは略すように工夫すれば、それほど多くの時間はかかりません。

プラークの部位、面積、質、厚みを無視して、プラークチャートを丁寧に色塗りするようなことに時間を使ってはいけません。プラークが溜まりやすい歯頸部や歯間部に注目することは言うまでもありません。

ここでは縁上歯石だけを検査します。縁下は、歯周組織検査と同時にプローブで探ります。

3-3　歯周組織検査

歯肉縁下は、プロービング検査の際に、プローブで根面の状態を探ります。毎回、プロービング検査が必要でないような患者さ

んでは、疑いのある部位だけをプローブで探るということもあります。プロービングは、歯周疾患が部位特異的であることを念頭において行います。

　しかし、メインテナンス時の歯周組織検査では、まれにセメント剥離や歯根の亀裂、あるいは破折によってピンポイントに深い歯周ポケットが生じていることがあるので、疑わしい部位は慎重に検査します (fig.3-2)。

　メインテナンス時には、エックス線写真を頻繁に撮影する必要はありません。患者の違和感の訴えやプロービングで何か異常を感じたら、エックス線写真を撮り確認するようにします。

3-4　咬合の検査

　歯の動揺の変化にも注意します。もし、動揺度が大きくなったようなら、エックス線写真により歯根膜腔の拡大や骨吸収の程度や形態を検査します。歯は、時にダイナミックに移動するので、叢生が進行していないか、正中離開が生じていないか、智歯の影響を受けやすい第2大臼歯の変化がないか、など注意深く観察します。

　正中のズレや、開口時の側方偏位がある場合には、速やかに歯科医師に伝えます。

● 検査

fig. 3-2
歯周精密検査時に歯周ポケットの深化や出血を認めた際は歯肉縁上のPTCではなく、歯肉縁下のデブライドメントを優先します。

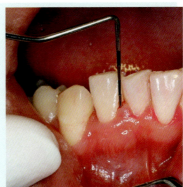

歯肉縁下のエキスプローリング検査を行い、粗糙感はなくても出血がある部位は超音波スケーラーを用いてデブライドメントします。エキスプローリング検査時に粗糙感を得た部位は、ハンドキュレットでデブライドメント後に超音波スケーラーを使ってイリゲーションします。

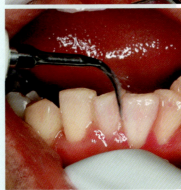

エキスプローリング検査時に明らかに残石を認めた際は、ハンドキュレットでデブライドメントをします。スムースな根面に仕上げて、オーバーインスツルメンテーションにならぬようにします。歯肉縁下に問題があることを見逃して歯肉縁上のPTCを繰り返すと歯肉辺縁のみ炎症が消退し、かえって急性症状を発症するリスクが高まります。

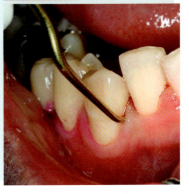

Chapter 4

PTCの手技

4 PTCの手技

4-1 メインテナンスにおけるPTC

　歯周基本治療におけるPTCと、メインテナンスにおけるPTCは、同じPTCでも別の処置と考えたほうがいいでしょう。
　歯周基本治療では、確かなセルフケアを求め、快適な処置よりも確実な処置に努めます。セルフケアを確立することこそが目的です。したがって、PTCは急ぎませんし、快適であることよりもむしろ原因の除去を確実に行うことを重視します。PTCのタイミングを急ぎ、快適な状態を経験してもらうと、プロケアへの依存心を高める結果になりかねません。
　メインテナンスにおけるPTCは、セルフケアの確認とともに快適な状態にして、患者さんに継続的に来院したいと感じてもらうことを優先します。このため、不快感を与えるような施術は極力避け、とくに施術後に知覚過敏を引き起こすことがないように十分に配慮します。再び、来院したくなる気持ちのいい施術をすることが大切です。
　メインテナンスにおけるPTCは、トゥースクリーニングであると同時に、時間をかけた口腔内の検査という意味をもっています。とくに歯肉の触診は重要です。プロフィーカップを用いるときには、歯肉の硬さや弾力を診るつもりで施術します。このような意味から、施術にあたって、必ずエックス線写真のイメージや既往歴を念頭に置くことが必要です。

4-2 清掃器具などの使い分け

　筆者の場合には、ほぼ次のような使い分けをしています。プロフィーカップ（ラバーカップ）などの回転器具を用いるPMTC

は、基本的に"ドライクリーニング"であり、施術を受けることが快適なものではないことを十分に認識して施術するようにします。

器具などの使い分けの基本

歯面の着色 … プロフィーコントラにプロフィーカップ
　　　　　　　ペーストは、ライト (RDA#40)、ヘビー (RDA#70)

歯面の着色＋歯肉縁上歯石 … 超音波スケーラー

歯面の着色＋歯肉縁下歯石 …
　　　　　　　超音波スケーラー＋ハンドキュレット

補綴装置があるとき … 種類に応じてペーストを選択
　　　　　　　クリーニングジェル＜PMTC＞® （ウェルテック社）

義歯のプラークコントロール …
　超音波洗浄器＋ラバラックムース家庭用 （サンデンタル社）

歯間部 … デンタルフロス＋歯間ブラシ

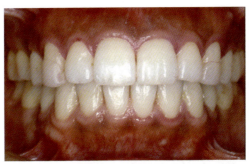

メインテナンスを始めて 10 年目、4 カ月に 1 度の来院。

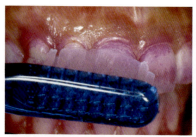
再度、染め出しをしてブラッシング指導

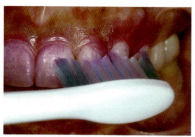
音波歯ブラシ（ソニッケアー® フィリップス社）の利用を勧める

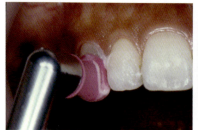
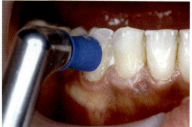
セルフケアを確認したうえで、プロフィーカップを用いた PMTC

Case 2

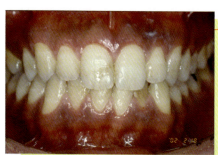

メインテナンスを 5 年間中断して、再来院した男性、40 歳。

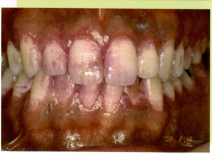

再度、メインテナンスの大切さを説明し、セルフケアのモチベーションとともにブラッシング指導。この場合は、歯周基本治療からの「やり直し」になるため PTC はしない。

Case 3

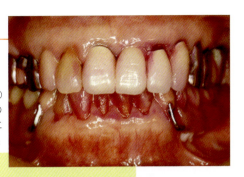

メインテナンスを始めて20年目。90歳、女性。メインテナンスのための来院は欠かさないが、セルフケアによるプラークコントロールは、年々、難しくなっている。

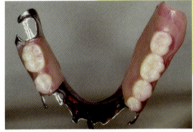
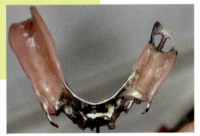

義歯のケアはできているので、高齢であること、メインテナンスの意識が高いことを勘案して、ブラッシング指導とともに、残存歯のPTCを行う。

PTCの適用基準

メインテナンス中

セルフケア ○ → PTC
        ✕ → PTC

歯周基本治療中

セルフケア ○ → PTC
        ✕ → PTCはしない

ただし、メインテナンス中にセルフケアが急に落ちた場合など、ケースバイケースの対応が必要になることもあるので、上記はあくまで、適用基準の目安です。

注水下の清掃

　エアスケーラーにブラシをつけた Yully®（ヨシダ社）は、4種のブラシがあります。幅広い用途（バイオフィルムの破壊、小窩裂溝の清掃、余剰セメントの除去など）に使うことができます。注水下の清掃は、口渇のある方にはとくに適しています。

　通常のブラッシングでも同じことがいえますが、プラークの厚みに応じて Yully® ブラッシング圧を変える必要があります。

　① 点でタッチするブラシの使い方
　　　　→歯科矯正用ブラケット装着部位
　② 線で滑らせるようなブラシの使い方
　　　　→小窩裂溝や歯肉辺縁、補綴物マージン

Yully®の用途

ブラシの届きにくい部位のバイオフィルムの破壊
　辺縁の洗浄、知覚過敏のある露出根面
　シーラント充填前の小窩裂溝の清掃
　矯正用ブラケット周囲
　歯列叢生部や半埋伏歯など
　インプラント・アバットメント周囲の清掃

その他
　レジンコア築造前の形成面の清掃
　修復物装着前の形成歯面の清掃
　余剰セメントの除去
　粘膜についた歯垢染色剤の除去

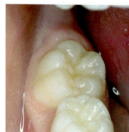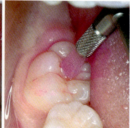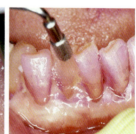

Yully®（ヨシダ社）

● PTC の手技

パウダーメインテナンス

　歯面清掃用のハンドピースが、歯面を傷付けにくいプロフェッショナルケア専用機器として注目されています。従来は強いエアでパウダーを歯面に吹き付けて清掃するものでしたが、歯肉縁下にも用いることのできるパウダー（アミノ酸の１種のグリシン）が開発され、改めて術後の知覚過敏を引き起こしにくい清掃法「パウダーメインテナンス」として注目されています。

　ペリオメイト（ナカニシ社）、ハンディジェット（モリタ社）、エアＮゴーイージー（白水社）、エアフローＳ（松風社）、クイックジェットＭ（ヨシダ社）など、各社からパウダーメインテナンスのハンドピースが発売されています。エアフローＳを例にとると、縁上縁下を区別せずに使える糖アルコールの一種であるエリスリトールを配合したパウダー、縁上のしつこい汚れには炭酸水素ナトリウム（重曹）パウダー、歯周ポケット内にはグリシン（アミノ酸の１種）パウダーを使います。

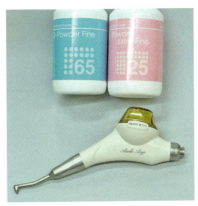
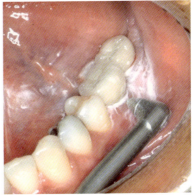

クイックジェットＭ（ヨシダ）

Chapter 5

手指を口腔内に入れない
テクニック

5 手指を口腔内に入れないテクニック

5-1 手指を口腔内に入れないテクニックのメリット

　歯科衛生士学校では、スケーリング時の固定点は術歯そのものか、その隣在歯と習うことが多いでしょう。しかしながら、開口状態や頬粘膜口唇圧の強い方では口腔外固定をとらざるをえません。

　注水下処置、ペースト使用時や出血を伴う術中には、当然固定指も汚れます。その汚れた指で口腔内の他の部位や他の器具に触れると、一方では歯面をキレイにしておきながら、他方では、口腔内外で汚れを拡げていることにもなりかねません。

　また、口唇や口腔内は、特に敏感な器官ですので、不必要な介入は極力避けたいところです。

　これらのことからも、手指を極力口腔内に入れないテクニックは、身につけておくべきです。

　顎、頬に固定点を置く際は、指の圧力は控えめに、触れる程度にしましょう。また、「動力器具はライトグリップで歯面の状態を探るために感度を高く保つ」というようなことは衛生士学校などでも強調されますが、患者さんの快適さを保てるかどうかは、バキュームやミラーを持つ反対の手（多くの場合左手）にかかっています。

　また、バキュームの背面やミラーが乾燥していると粘膜や舌に接触した際、痛みや不快感を与えてしまいます。使用前にスプレーなどでウェットにしておくことをお勧めします。術野の確保と同時に、患者さんに痛みや違和感を与えていないか、常に気を配りながら施術にあたりましょう。

超音波スケーリング

■下顎臼歯部の超音波スケーリング

下顎右側臼歯部の超音波スケーリング時。患者の顔を約30度右側に傾斜していただきます（フェイス30度）。頬側はバキュームで軽く圧排しその隙間をスケーリングします。固定点は口腔外です。フェイス30度の傾斜で吸引すべきものはすべて右側に流れます。バキュームも固定でき患者と術者が快適です。

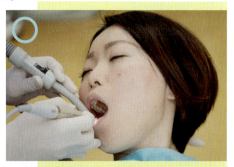

下顎左側臼歯部の超音波スケーリング時。患者の顔を約30度左側に傾斜していただきます。舌側は直視、頬側はバキュームで軽く圧排し、バキュームを持つ手の親指と人さし指の間にミラーを持ち、ミラーを見ながらスケーリングします。
固定点は口腔外です。フェイス30度の傾斜で吸引すべきものはすべて左側に流れます。患者と術者双方が快適です。

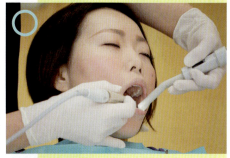

舌側はバキュームを持つ手の親指と人さし指の間にミラーを持ち、ミラーを見ながらスケーリングします。

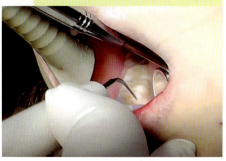

■下顎前歯部の超音波スケーリング

Point
・バキュームも
　ライトグリップ

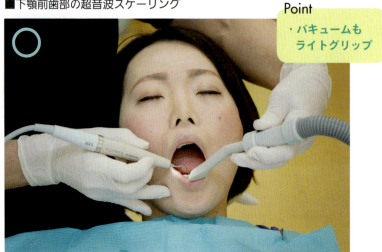

下顎前歯舌側の超音波スケーリング時。バキュームは軽くグリップし、適切な部位に常に優しくタッチします。また、口腔外固定することで口腔内に入れるのはスケーラーのチップ先端とバキュームのほんの一部だけになります。患者さんの呼吸が楽になり、嘔吐反射や誤嚥を防げます。

応用編

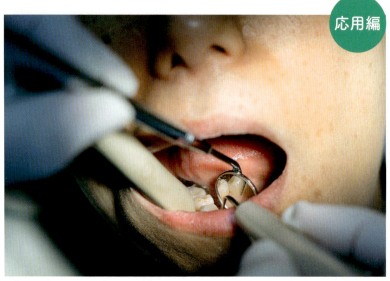

画像ではボケていますが、左手の持ち手に注目して下さい。超音波スケーリングやPTCの際は、動力器具の操作に注意するのは当然ですが、快適さを担保できるかどうかは、反対の手（筆者の場合は左手）の働きにかかっています。

■上顎前歯部の超音波スケーリング

Point
・処置歯とバキュームの位置関係に注意

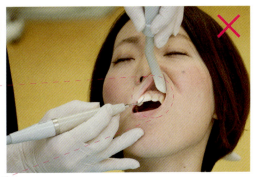

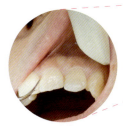

NG

上顎前歯部超音波スケーリングの不良例。処置歯とバキュームの関係が適切ではありません。この状態では、撥水がうまく吸引されません。圧排に力が入りすぎています。口唇に痛みを感じるでしょうし、鼻腔をふさいでいるので苦痛です。女性はファンデーションの崩れを気にされます。

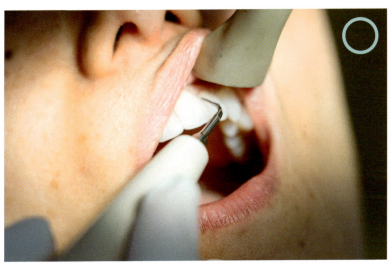

上のような処置歯（面）とバキュームの距離感が理想的です。

PTC

■ 下顎前歯部の PTC

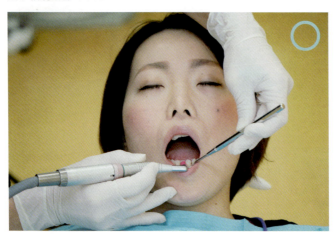

下顎前歯唇側の PTC 時。ミラーは軽くグリップし、適切な部位に常に優しくタッチします。口腔外固定することで口腔内に入るのはプロフィーカップとミラーのほんの一部だけです。患者さんの呼吸が楽になり、嘔吐反射や誤嚥を防ぐことができます。

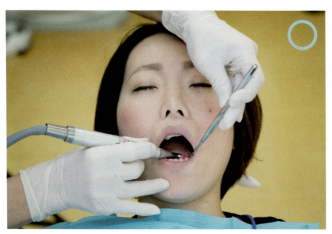

下顎前歯舌側の PTC も唇側とほぼ同様です。口腔外固定することで口腔内に入るのはプロフィーカップとミラーのほんの一部だけです。
患者さんの呼吸が楽になり、嘔吐反射や誤嚥を防ぐことができます。

■ 下顎臼歯部の PTC

Point
・プロフィーコントラの回転部分が口唇にあたらないように！

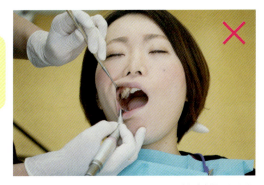

下顎臼歯部の PTC 時。術歯とミラーの関係が適切ではありません。プロフィーコントラが口唇にあたっています。擦過傷を与えてしまいそうです。ミラー圧排に力が入りすぎています。口唇の痛みにより頬粘膜内側を折りたたんでしまっています。

Point
・ミラーでの圧排は唇をめくるのではなく内側から軽く持ち上げるように

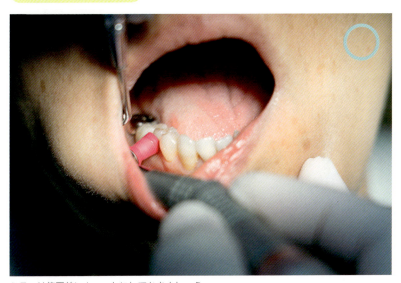

ミラーは使用前にウェットにしておきましょう。

■ 上顎臼歯部の PTC

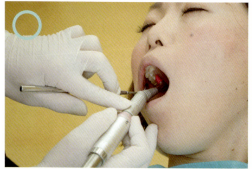

上顎臼歯口蓋側の PTC 時。ミラーは軽くグリップし、適切な部位に常に優しくタッチします。口腔外固定することで口腔内にはプロフィーカップとミラーのほんの一部だけです。開口度も必要なだけ求めます。上顎臼歯部へのアクセスはプロフィーコントラを長めに把持します。不安定要因はミラーを持つ手の人さし指で支持します。

■ 上顎前歯部の PTC

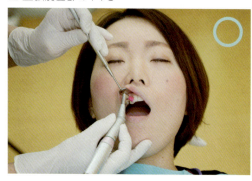

上顎前歯唇側の PTC 時。ミラーは軽くグリップし、適切な部位に常に優しくタッチします。口腔外固定することで口腔内にはプロフィーカップとミラーのほんの一部だけです。
開口度も必要な程度にします。プロフィーペーストは飛散の少ないものを選び、プロフィーカップは薄く、柔らかいものを選びます。プロフィーカップにかける圧力は歯や補綴物ごとにかえます。患者さんのブラッシング圧について注意するのなら、われわれだってプロフィーカップの圧にもっと注意しなければなりません。

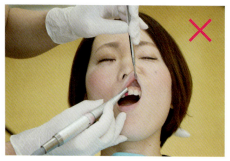

上顎前歯唇側の PTC の不良例。術歯とミラーの関係が適切ではありません。プロフィーコントラが口唇にあたっています。ミラー圧排に力が入りすぎています。口唇の痛み、鼻腔をふさいでいます。

5-2　大切にしたい三つの "S"（Slow, Speed, Soft）

　PTC の施術は不快を与えてはならないと何度か強調してきました。患者さんに不快感を与えないための器具操作で大切な原則を、筆者は Slow（ゆっくり）、Speed（速やか）、Soft（優しく）と三つの "S" をイメージすることにしています。

　チェアサイド作業は速やかに、患者さんの顔に近づいたらゆっくり、口腔内ではソフトに感じるように、器具操作をします。たとえば、コントラを扱うときに、患者さんから離れたところでは速やかに、患者さんの顔の近くではゆっくりと、口腔内ではソフトに扱います。

　常に、三つの "S" を考えて、少しでも不快感を与えない施術を工夫します。

Chapter 6

ことばがけの臨床
診療が終わってかけることば

6 ことばがけの臨床
診療が終わってかけることば

6-1 「今日も来て良かった」と思っていただくために

　終了時に今回の結果報告と次回の案内をします。プラークコントロールだけでなく食生活や慢性疾患の捉え方、患者さんの個別の事情や価値観を考え、その方の生活環境を察します、そのうえで今後を予想します。このように、多くのことに留意しながら、時に患者さんの価値判断を尊重して取り組むメインテナンスは複雑です。緊急の必要に駆られて来るわけではないからこそ、個々の患者さんに寄り添うことが大切になります。ただ、経験を積んでいけば「あいさつと医療面接」(p.22参照) やその日の口腔の状態から診療後にかけることばは、自然と出てくるようになるでしょう。2章 (p.26) でも触れたように、普段からよい聞き手となるよう心がけることが、自然なことばかけへの第一歩となるでしょう。

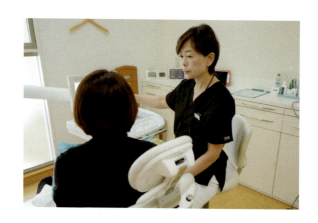

● ことばがけの臨床　診療が終わってかけることば

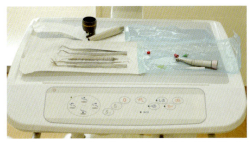

「ことば」が大事なのは言わずもがなですが、やはり「見た目」も大事です。口腔内検査、スケーリング、PTC が終了しました。患者さんから見えるテーブルの上はいかがですか？　この時点でも整理整頓を心がけます。使用済み器具も平行に置かれています。ディスポ製品はコントラから外します。

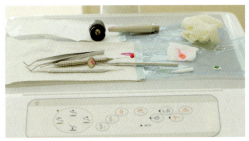

歯科衛生士としての「仕事の流儀」。器具器材を ①大切にする、②きれいに使う、③無駄にしない。私は上の図のような状態をみますと患者の口腔内メインテナンスがきちんとできているのか、心配になります。

6-2　DH と Dr の相互理解はメインテナンスはじめの一歩

　さて、診療の終わりまでたどり着いたところで、振り出しに戻ってみましょう。メインテナンスが徐々に増えてきているとはいえ、多くの場合、患者と歯科医院の出会いは歯科治療から始まります。その意味でも、「安生流メインテナンス」は「確かな歯科治療が基礎にある」のです。現在、歯科ではメインテナンスを簡単に語りすぎます。

　歯科医師はメインテナンスをどうお考えになっているのでしょうか？　歯科衛生士にマイチェアを与えておしまい、ではないでしょう。どのような歯科衛生士に任せられるとお考えなのでしょ

うか？　答えは歯科医師によって異なるかもしれません。しかし、いずれにしても、メインテナンスと歯科治療はすっぱりと切り離せるものではありません。そして、歯科医師と歯科衛生士が互いの力量や得手不得手を把握していなければ、メインテナンスも治療もうまくいかないでしょう。

　歯科医師に患者さんを任せていただくには、（確かな歯科治療が済んでいることを前提として）歯科衛生士として自己研鑽を止めないことが重要であると考えます。

　メインテナンスで問題を認めた場合、「その歯の治療」の際にはなるべくアシスタントに就きたいのです。今までのことを考え反省するため、今後のメインテナンスのクオリティーをより高めるためです。そして何より歯科医師と患者のためです。

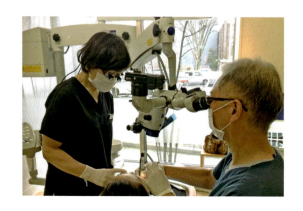

おわりに

　これからのPMTCは「最期まで口から食べる」のお手伝いと考えていますが、私も日々の臨床では試行錯誤の繰り返しです。また、患者さんの高齢化が進むことで、新たに経験することもあります。その一つに、根面う蝕があります。歯科衛生士が患者さんと協力して取り組む歯周基本治療やメインテナンスは、歯周病の進行抑制に効果的で、（フッ化物入り歯磨剤の普及など他の要素もありますが）その結果、高齢者の残存歯数は増加しました。もちろん、それ自体は望ましいことですが、ポケットリダクションによって生じた根面露出部の問題は、まだ解決をみていません。

　また、高齢者の食事の変化の原因が、口の外にあることも珍しくありません。高齢の患者さんに食の好みを聞くと、「和食」と答える方が多いのですが、家族の留守中はガスレンジを使わせてもらえないために、実際に食べているのは菓子パンとカップスープなんてこともあります。このような場合、「根面バイオフィルムの変化」に気をつける——なんて考えがちですが、臨床の場では順序が逆になります。根面のバイオフィルムの変化から食事を含む生

活の変化を感知できるかが肝です。また、患者さんにとっては、バイオフィルムの変化よりも、（仮に好きな食事が摂れないとすれば）食事の変化それ自体が重大なことです。長く、バランス良く、そして楽しみながら食事を摂りつづけるということは、そう簡単ではない、そう痛感する機会が最近増えてきています。そして、だからこそ、歯科衛生士として、栄養指導、食事指導のあるメインテナンスを継続していきたいと思います。

　そして、生涯患者さんの「食べること」に寄り添うならば、訪問歯科診療も避けては通れないでしょう。もちろん、患者さんの外出のモチベーションになるような、快適なメインテナンスを歯科医院で提供するのは大前提です。そのうえで、歯科医院に通うことが難しくなった患者さんに対しても、治療がすでに一段落していて、それまでの診療所でのメインテナンスの延長にあるような訪問診療であれば、患者さんや家族、そして歯科医療従事者にとっても、それほど負担は大きくない快適なものになると信じています。

索引

あ
Axelsson 16

い
イリゲーション 35
医療面接 22

え
エキスプローリング 35

お
オーバーインスツルメンテーション 35
オープンクエスチョン 25

き
器具の使い分け 38

く
クイックジェット M 43

こ
小牧令二 17

し
歯根破折 18
歯石沈着 33

せ
関野愉 17
セメント質剝離 18

そ
染め出し 33

ち
超音波スケーリング 47

て
デブライドメント 22, 35

に
Brigitta Nyström 7

は
パウダーメインテナンス 43

Index

ひ

PMTC 16

PTC 16

　——適用基準 16, 41

ふ

プラーク 16, 33, 42

　——コントロール 16
　——プラークチャート 33

フルマウスの検査 12, 18

プロービング検査 33

ほ

ポジショニング 28

ゆ

Yully® 42

ら

Lang 17

ろ

Löe 8

安生　朝子（あんじょう あさこ）

1982年　栃木県立衛生福祉大学校歯科技術学部歯科衛生士学科卒業
1982年　開業医勤務
1986年　スタディグループ「DHパトスの会」設立、現在顧問を務める
1989年　藤橋歯科医院勤務、現在に至る
2007年　株式会社ジョルノ起業

日本臨床歯周療法集談会（JCPG）理事
株式会社ヨシダ講師を務める
株式会社ジョルノ代表取締役社長
特定非営利活動法人日本顎咬合学会　指導歯科衛生士

安生朝子のPMTCとメインテナンス

2019年10月20日　初版　第1刷発行

著　者　▶　安生朝子
発行者　▶　秋元麦踏
発行所　▶　生活の医療株式会社
　　　　　　東京都文京区関口1-45-15-104　郵便番号112-0014
印刷製本　▶　株式会社木元省美堂

乱丁本・落丁本はお取り替えいたします．
©Asako Anjo　Printed in Japan　ISBN 978-4-9909176-6-1 C3047